Sivakami Pradheep Kumar

Imagiologia por RM e essência clínica da desmielinização isquémica

Sivakami Pradheep Kumar

Imagiologia por RM e essência clínica da desmielinização isquémica

ScienciaScripts

Imprint
Any brand names and product names mentioned in this book are subject to trademark, brand or patent protection and are trademarks or registered trademarks of their respective holders. The use of brand names, product names, common names, trade names, product descriptions etc. even without a particular marking in this work is in no way to be construed to mean that such names may be regarded as unrestricted in respect of trademark and brand protection legislation and could thus be used by anyone.

Cover image: www.ingimage.com

This book is a translation from the original published under ISBN 978-620-2-00953-9.

Publisher:
Sciencia Scripts
is a trademark of
Dodo Books Indian Ocean Ltd. and OmniScriptum S.R.L publishing group

120 High Road, East Finchley, London, N2 9ED, United Kingdom
Str. Armeneasca 28/1, office 1, Chisinau MD-2012, Republic of Moldova, Europe
Printed at: see last page
ISBN: 978-620-7-84664-1

ÍNDICE DE CONTEÚDOS

RECONHECIMENTO

Gostaria de exprimir os meus sinceros agradecimentos a todos os meus professores do curso de pós-graduação, aos técnicos de RM, aos sujeitos do meu estudo e, por último, mas não menos importante, aos meus familiares pelo seu apoio forte e contínuo durante todo o estudo.

RESUMO

Introdução:

A desmielinização isquémica é uma doença comum da substância branca cerebral, identificada radiologicamente como lesões focais discretas ou lesões confluentes irregulares bilaterais da substância branca, que aparecem hipodensas na tomografia computorizada e hiperintensas na ressonância magnética ponderada em T2, respetivamente. A leucoaraiose é um sinónimo de desmielinização isquémica. Este achado radiológico é comum em pessoas idosas e presume-se que seja secundário a isquemia de pequenos vasos. No entanto, os factores de risco, a patogénese subjacente e a essência clínica desta entidade estão ainda a ser investigados. Poucos indivíduos com desmielinização isquémica apresentam perturbações da cognição e demência. O enfarte cerebral isquémico é considerado um diagnóstico diferencial radiológico da desmielinização isquémica. Além disso, a desmielinização isquémica é considerada um dos factores de risco para o desenvolvimento de AVC isquémico.

Objectivos :

Avaliar a utilidade dos valores do coeficiente de difusão aparente (ADCav) para classificar a desmielinização isquémica e definir a sua extensão completa, identificar a substância branca normal com alterações precoces de desmielinização que não são detectáveis na RM convencional, avaliar a utilização dos valores do coeficiente de difusão aparente para distinguir a desmielinização isquémica do enfarte isquémico, encontrar a correlação entre a desmielinização isquémica e o acidente vascular cerebral isquémico, enumerar os factores de risco da desmielinização isquémica e avaliar a associação da desmielinização isquémica com a deterioração da cognição.

Métodos:

Este estudo prospetivo foi efectuado na unidade de ressonância magnética do Departamento de Radiodiagnóstico da C.S.M. Medical University, Lucknow, UP, Índia,

durante um período de um ano, de agosto de 2007 a julho de 2008. O estudo incluiu o grupo 1 [casos, n-60] com desmielinização isquémica e o grupo 2 [controlos, n-20] indivíduos saudáveis sem desmielinização isquémica. Os indivíduos de ambos os grupos tinham mais de 50 anos de idade. 44 dos 60 indivíduos do grupo 1 tiveram AVC isquémico e foram divididos em 6 grupos com base na fase do enfarte. Grupo 1 - Menos de 6 horas (n = 4), Grupo 2 - 6 horas a 24 horas (n = 4), Grupo 3 - 24 horas a 1 semana (n = 6), Grupo 4 - 1 semana a 1 mês (n = 8), Grupo 5-1 mês a 3 meses (n = 1 2) e Grupo 6 - Mais de 3 meses (n = 10). Os doentes com enfartes isquémicos também foram divididos com base no tipo de enfarte, como os que tinham enfartes lacunares e os que tinham enfartes territoriais (corticais e subcorticais).
Todos os indivíduos foram submetidos a RM convencional e a imagens ponderadas em difusão (DWI) numa máquina de RM de 1,5T. Foram calculados e registados os valores do coeficiente de difusão aparente das regiões de desmielinização isquémica, da substância branca normal e dos enfartes. Foi obtida uma história clínica pormenorizada de todos os indivíduos. O colesterol sérico total foi determinado para todos. A função cognitiva de todos os indivíduos dos grupos 1 e 2 foi avaliada com o sistema de pontuação do mini exame do estado mental (MMSE).

Resultados:

Os valores do coeficiente de difusão aparente das regiões de desmielinização isquémica foram superiores aos da substância branca normal e os valores aumentaram proporcionalmente com o grau das lesões [P valor <0]. Os valores do coeficiente de difusão aparente da substância branca normal foram mais elevados nos casos do que nos controlos e os valores aumentaram com o grau de desmielinização isquémica (valor de P <0,01).

Os valores médios do coeficiente de difusão aparente dos enfartes isquémicos com duração até um mês, 1-3 meses e >3 meses foram inferiores, sobrepostos e superiores aos valores da lesão de desmielinização isquémica, respetivamente, com um valor de p <0,05. Foi encontrada uma associação significativa entre a desmielinização isquémica e o AVC isquémico, especialmente o enfarte do tipo lacunar. Foi encontrada uma associação significativa entre desmielinização isquémica e idade avançada, história de hipertensão, diabetes mellitus. Os antecedentes de tabagismo, alcoolismo, sexo, antecedentes de doença cardíaca isquémica, doença vascular periférica e níveis elevados de colesterol sérico total não mostraram uma associação significativa com a desmielinização isquémica.

Foi encontrada uma associação significativa entre a redução da pontuação no MMSE e a presença de desmielinização isquémica (valor de p <0) e uma redução proporcional da pontuação no MMSE com o aumento do grau de desmielinização isquémica (valor de p <0).

Conclusões:

O aumento dos valores de ADC das lesões de leucoaraiose com o aumento do grau pode ser utilizado como uma escala de classificação da desmielinização isquémica. Os valores mais elevados de ADCav da substância branca normal em doentes com desmielinização isquémica, que aumentavam com graus mais elevados de desmielinização isquémica, representam provavelmente que essas áreas são propensas a desenvolver leucoaraiose ao longo do tempo e, por conseguinte, ajudam a avaliar a extensão completa da lesão.

A estimativa do valor de ADCav pode ser aplicada para ultrapassar a pseudonormalização de enfartes subagudos com cerca de uma semana a 10 dias em DWI e mapa ADC e também para distinguir enfartes crónicos com mais de 3 meses de idade de lesões de DI. A associação significativa de ID com enfarte lacunar favorece a hipótese de uma patogénese comum, a isquemia de pequenos vasos. Com esta evidência, a desmielinização isquémica pode ser proposta como um fator de risco para o AVC.

A idade avançada, a história de hipertensão e a diabetes mellitus são factores de risco para o desenvolvimento da DI. A associação significativa da ID com a cognição prejudicada propõe a desmielinização isquémica como um dos factores de predisposição para a disfunção cognitiva.

1. INTRODUÇÃO

A desmielinização isquémica (DI) e a leucoaraiose são sinónimos. Trata-se de uma doença comum da substância branca cerebral identificada radiologicamente como lesões discretas, focais ou confluentes, bilaterais e irregulares da substância branca, que aparecem hipodensas na tomografia computorizada (TC) e hiperintensas nas imagens de ressonância magnética ponderadas em T2 [T2WIs] [1, 2].

A prevalência da DI é elevada em pessoas com mais de 65 anos[2, 3]. O envelhecimento, a hipertensão, a diabetes mellitus e a doença cardíaca isquémica são considerados factores de risco para o desenvolvimento da DI. Muitos estudos demonstraram a associação significativa entre a desmielinização isquémica e muitas formas de doença cerebrovascular, sugerindo a possibilidade de a isquemia ser a causa desta entidade patológica [4]. No entanto, a patogénese subjacente e a essência clínica deste achado radiológico ainda não foram claramente definidas [2].

Entre os indivíduos com desmielinização isquémica, alguns são assintomáticos e outros apresentam perturbações da cognição [5, 6], perturbações da marcha [4], perturbações do humor e demência [7, 8, 9]. Poucos estudos demonstraram que a desmielinização isquémica é um dos factores de risco para o desenvolvimento de AVC isquémico e que a acentuação global da morbilidade e da mortalidade do doente se correlaciona significativamente com o aumento dos graus de DI [3,9].

A desmielinização isquémica pode ser visualizada através de tomografia computorizada, sequências convencionais de RM ponderadas em T1, T2 e Flair e com a sequência especial denominada imagem ponderada em difusão (DWI) e valores de difusão aparente (ADC).

A tomografia computorizada mostra a desmielinização isquémica como um aumento da hipodensidade da substância branca normal com uma distribuição da substância branca peri-ventricular nas fases iniciais e da substância branca sub-cortical nas fases posteriores. As hipodensidades podem ser lesões focais discretas ou lesões irregulares com ou sem confluência. Na ressonância magnética, a desmielinização isquémica aparece como lesões iso ou hipointensas nas imagens ponderadas em T1 e hiperintensas nas imagens ponderadas em T2, com o mesmo padrão que na tomografia computorizada.

No entanto, existem algumas deficiências nas modalidades de imagiologia convencionais, como a tomografia computorizada e a ressonância magnética ponderada em T1 e T2, na avaliação da desmielinização isquémica, que são as seguintes A tomografia computorizada revela um menor grau de alterações da substância branca em comparação com a ressonância magnética convencional. Tanto a tomografia computorizada como a ressonância magnética, em especial a tomografia computorizada, fornecem pouca informação sobre a extensão e o grau de desmielinização isquémica e correlacionam-se mal com a disfunção cognitiva. A substância branca (WM) de aspeto normal na RM ponderada em T2 pode também apresentar alterações precoces de desmielinização que não puderam ser identificadas. Dificuldade em diferenciar a desmielinização isquémica dos enfartes isquémicos de poucos estádios na imagiologia convencional.

Foram realizados vários estudos neste domínio. O objetivo deste estudo foi determinar se a RM DW pode ser útil para ultrapassar estas deficiências.

IMAGIOLOGIA PONDERADA POR DIFUSÃO

A imagem ponderada por difusão (DWI) baseia-se na variação do "movimento browniano" das moléculas de água no tecido cerebral. O movimento aleatório das moléculas refere-se ao movimento browniano. As moléculas de água estão em constante movimento, e a taxa de movimento ou difusão depende da energia cinética molecular e da temperatura. No entanto, a difusão das moléculas de água não é realmente aleatória nos tecidos biológicos, uma vez que o tecido possui uma estrutura. Por exemplo, os componentes do tecido, como a membrana da célula, os elementos vasculares e os axónios, podem limitar ou restringir a taxa de difusão. As interacções químicas entre a água e as macromoléculas também afectam a natureza da difusão. Assim, a difusão da água no cérebro é referida como "difusão aparente"[10].

Para além dos impulsos de gradiente de rotina associados à sequência spin eco, é adicionado um par de impulsos de gradiente forte com a mesma magnitude e polaridade oposta em três planos ortogonais para obter imagens ponderadas por difusão. O primeiro impulso provoca a desfasagem dos spins dos protões e o segundo impulso, após o impulso de eco de 180*, provoca a refase dos spins dos protões, o que preserva o sinal de eco se não ocorrer qualquer movimento líquido entre os impulsos. Se ocorrer um movimento líquido de protões entre os impulsos de gradiente, a refase dos spins é incompleta, o que resulta na atenuação do sinal. Assim, em geral, nas áreas/lesões com elevada celularidade e edema celular, há restrição da difusão das moléculas de água, resultando em sinal hiperintenso nas imagens de DWI. O grau de atenuação do sinal varia com base na extensão da translação das moléculas e na ponderação da difusão. Por outro lado, a magnitude da ponderação da difusão depende da força e da duração dos impulsos de gradientes de difusão aplicados e do espaço entre eles, o que constitui um parâmetro específico da sequência descrita, denominado "valor b" [11]. A ponderação da difusão é mais forte com um valor b mais elevado, dado pela seguinte equação.

$$S = Soe^{-b} D$$

S - é o sinal que segue os impulsos do gradiente de difusão

S_0 - sinal de RM da linha de base

D- Coeficiente de difusão

O valor b, por sua vez, depende da magnitude do impulso do gradiente, da duração e do espaçamento entre os dois gradientes. Atualmente, para adquirir DWI do cérebro, são aplicados valores b de 0 e 1000. Inicialmente, é efectuada uma RM convencional ponderada em T1 e T2, seguida de DWI. O mapa ADC é criado com base nas imagens DW. O método de Stejskal e Tanner (método ST) é o mais utilizado por rotina para a aquisição da sequência DW. Neste método, as sequências de imagem planar de eco T2 podem ser sensibilizadas para a difusão aleatória da molécula de água utilizando gradientes bipolares de igual magnitude e polaridade oposta [12,13].

As imagens ponderadas em difusão são obtidas de forma óptima num sistema eco-planar de alto campo (1,5 T). Os dados de difusão podem ser apresentados como intensidade de sinal ou como um mapa de imagem do coeficiente de difusão aparente (ADC). As lesões que são hiperintensas nas imagens T2W podem aparecer hiperintensas na DWI, o efeito designado por "T2 shine through". Através de uma simples subtração de imagem, este efeito pode ser eliminado e as lesões com verdadeira restrição à difusão podem ser identificadas. O processamento posterior da imagem com a formação do mapa ADC e o cálculo dos valores ADC das lesões também ajudam a ultrapassar este efeito de "T2 shine through". A difusão líquida das moléculas de água medida a partir de um tecido é designada por coeficiente de difusão aparente (ADC). São necessárias duas ou mais aquisições de ponderação da difusão para calcular os valores ADC. As áreas que parecem hiperintensas, ou seja, que têm uma difusão restrita das moléculas de água, apresentam um sinal hipointenso no mapa ADC com valores ADC baixos. As lesões hipointensas que não restringem a difusão na DWI apresentam um sinal hiperintenso no mapa ADC e valores ADC elevados [12,13].

2. OBJECTIVOS E METAS:

Este estudo foi proposto com os seguintes objectivos:

-Avaliar a utilidade dos valores de ADC na classificação da desmielinização isquémica e na definição da sua extensão total.

- Avaliar o papel dos valores ADC na identificação da substância branca de aspeto normal com alterações precoces de desmielinização que não são detectáveis na RM convencional.

-Avaliar se os valores do coeficiente de difusão aparente (ADCav) ajudam a distinguir o enfarte ID do enfarte i schemic

-Avaliar a correlação entre a DI e o AVC isquémico

-Enumerar os factores de risco da desmielinização isquémica.

-Avaliar a associação entre a desmielinização isquémica e a cognição prejudicada.

3. MATERIAIS E MÉTODOS

CONCEPÇÃO DO ESTUDO

Este foi um estudo prospetivo simples e cego realizado na unidade de ressonância magnética do Departamento de Radiodiagnóstico da Universidade de Medicina C.S.M., Lucknow, UP, Índia, durante um período de um ano, de agosto de 2007 a julho de 2008. Foi obtida autorização do comité de ética para o estudo. Foi obtido o consentimento oral de todos os sujeitos que foram incluídos no estudo. O radiologista que avaliou a RMN não tinha conhecimento dos dados clínicos do doente.

AMOSTRA

O estudo incluiu 2 grupos de indivíduos: Grupo 1, com um total de 60 indivíduos com desmielinização isquémica [com idade superior a 50 anos] (35 homens, 25 mulheres) incluindo doentes com AVC isquémico [44].

Os doentes com desmielinização isquémica e AVC isquémico [n-44] foram novamente divididos em 6 grupos com base no estádio do enfarte. Grupo 1 - Menos de 6 horas (n= 4), Grupo 2 - 6 horas a 24 horas (n = 4), Grupo 3 - 24 horas a 1 semana (n= 6), Grupo 4 - 1 semana a 1 mês (n = 8), Grupo 5 - 1 mês a 3 meses (n = 12) e Grupo 6 - Mais de 3 meses (n = 10).

Os doentes com AVC isquémico foram também divididos de acordo com o tipo de enfarte em doentes com enfartes lacunares e doentes com enfartes territoriais [corticais e subcorticais]

O grupo 2, com um total de 20 indivíduos saudáveis, sem desmielinização isquémica [no grupo etário acima dos 50 anos], sem doenças do sistema nervoso e sem tomar quaisquer medicamentos, foi selecionado da população saudável. Não foi possível estabelecer uma correspondência exacta entre a idade e o sexo destes indivíduos de controlo com os respectivos códigos, pelo que foi necessário encontrar pessoas completamente saudáveis sem desmielinização isquémica no grupo etário correspondente.

Com a utilização do questionário pré-preparado, tanto no grupo 1 como no grupo 2, foi obtida uma história clínica detalhada, incluindo a idade do doente, sexo, história de tabagismo, alcoolismo, hipertensão, diabetes mellitus, doença cardíaca isquémica, doença vascular periférica. O nível de colesterol sérico total de todos os doentes foi estimado e registado. A história clínica do doente e os relatórios laboratoriais foram cegos para o radiologista que efectuou a RM. A função cognitiva de todo o sujeito foi avaliada com o sistema de pontuação MMSE.

CRITÉRIOS DE INCLUSÃO E EXCLUSÃO

Foram excluídos do estudo todos os doentes com mais de 50 anos de idade encaminhados para o Departamento de Radiodiagnóstico para a realização de RMN do cérebro. Os doentes com hiperintensidades multifocais que não a desmielinização isquémica, predominantemente na substância branca cerebral, hidrocefalia moderada a grave com fuga periventricular de LCR, lesão com efeito de massa grosseiro, doentes não cooperantes, doentes com claustrofobia e doentes com pacemaker/implantes cocleares in situ. Os doentes com alteração do sensório necessitaram de sedação.

TÉCNICA DE MAGING:

Todos os indivíduos foram submetidos a RM convencional ponderada em T1, T2 e recuperação de inversão atenuada por fluidos (FLAIR) no scanner de RM Signa Excite 1,5 T Gemsow (GE). Além disso, a sequência DWI foi efectuada com uma imagem eco-planar (EPI) com os seguintes parâmetros: TR 4038 ms, TE 125 ms, 22 cortes de 5 mm de espessura, intervalo entre cortes de 1 mm, campo de visão de 230x230 mm^2 e matriz de 152x105 interpolada para 256x256. A medição da difusão foi efectuada em 3 direcções ortogonais (x, y e z) com valores b de 0 e 1000 s/mm^2 .

Os mapas ADCav foram criados utilizando sequências spin eco T2 EPI. Os cálculos dos valores de ADCav nas regiões de desmielinização isquémica, enfartes isquémicos e substância branca de aspeto normal nas regiões periventriculares frontais e parietais bilaterais foram efectuados com um programa de software (Functool). Durante a medição dos valores ADCav, a região de interesse (ROI) foi desenhada simultaneamente em ambas as imagens de RM convencionais e no mapa ADC para confirmar a localização exacta. Os valores registados em cada ROI foram a média, o DP, os valores mínimos e máximos.

CLASSIFICAÇÃO DA DESMIELINIZAÇÃO ISQUÉMICA

A classificação da desmielinização isquémica foi feita com base na modificação do sistema de escala de Fazekas [14,15]. Na escala de Fazekas, há uma classificação diferente para a substância branca profunda e lesões periventriculares da substância branca com base no tamanho e na forma das lesões. Neste estudo, todas as lesões foram classificadas sob um sistema de escala e agrupadas em 5 graus de acordo com o seu tamanho, forma e confluência: Grau 1 - lesões discretas, pequenas, <5 mm (n = 8) [figura 1], Grau 2 - lesões discretas, 6 -10 mm (n = 16) [figura 2], Grau 3 - lesões discretas e irregulares, 11-25 mm (n = 13) [figura 3], Grau 4 - lesões irregulares e confluentes, >25 mm (n = 2 1) [figura 4] e Grau 5 - lesões irregulares difusas envolvendo a maior parte da substância branca (n = 2) [figura 5].

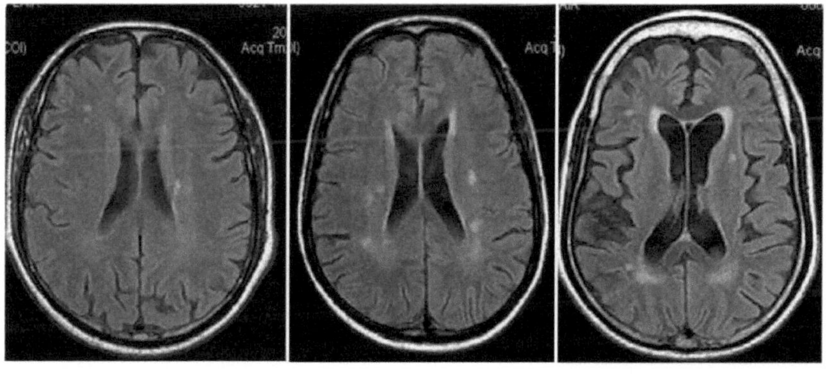

Figure -1 **Figure -2** **Figure -3**

Figura 1- Imagens de RMN cerebral T2 Flair mostrando ID grau 1 - lesões hiperintensas, minúsculas [<5mm] e discretas da substância branca periventricular.

Figura 2- Imagens de RMN cerebral T2 Flair mostrando ID grau 2 - lesões hiperintensas, pequenas [5-10 mm] e discretas da substância branca periventricular.

Figura 3- Imagens de RMN cerebral T2 Flair mostrando lesões de grau 3 ID - hiperintensas, irregulares e não confluentes na substância branca periventricular.

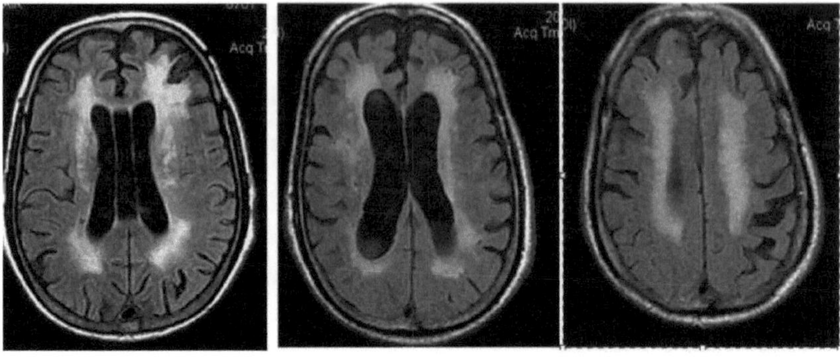

Figure -4 **Figure -5a,b**

Figura 4- Imagens de RMN cerebral T2 Flair de ID de grau 4 - lesões hiperintensas, irregulares e confluentes da substância branca periventricular.

Figura 5a,b - Imagens de RM cerebral T2 Flair de ID de grau 5 - lesões hiperintensas extensas, irregulares e confluentes envolvendo a maioria das lesões da substância branca periventricular.

AVALIAÇÃO DA COGNIÇÃO:

Para avaliar a função cognitiva dos indivíduos, foi utilizado o Mini Exame do Estado Mental (MEEM). O MMSE é um questionário com 11 perguntas que avaliam todas as componentes da cognição, nomeadamente a atenção e o cálculo, o registo, a recordação, a capacidade de seguir comandos simples, a orientação e a linguagem. A pontuação máxima do MMSE é 30. Uma pontuação igual ou inferior a 23 em indivíduos alfabetizados e uma pontuação inferior a 19 em indivíduos analfabetos indica uma diminuição da cognição [16,17].

ANÁLISE ESTATÍSTICA

A proporção foi comunicada com os respectivos intervalos de confiança a 95% (IC 95%) sempre que necessário e foi aplicada a estatística %2 para testar a associação entre duas variáveis categóricas. Foi aplicado o teste t de duas amostras para testar a diferença entre a média de dois grupos diferentes (caso VS controlo), se os dados tivessem uma distribuição normal. Caso contrário, foi aplicado o teste de Mann Whitney. A análise de variância unidirecional (Oneway ANOVA) foi utilizada para testar as diferenças de médias entre >2 grupos (grau LA) no caso de dados normalmente distribuídos; caso contrário, foi aplicado o teste de Kruskall Wallis. As variáveis que foram consideradas significativamente associadas ao grau de LA a p<0,05 foram consideradas para modelagem. A regressão logística ordinal foi feita para ajustar as variáveis de confusão e as razões de probabilidades ajustadas com o seu IC de 95% e o valor exato de p foram apresentados para o grau de AL. Os dados foram analisados com o pacote de software estatístico STATA 9.2 e a diferença foi considerada significativa se o valor de 'p' fosse <0,05.

4. OBSERVAÇÃO E RESULTADOS

Os resultados deste estudo foram apresentados sob a forma de **várias tabelas** e gráficos. **As** lesões **de desmielinização isquémica** foram identificadas **como** lesões não restritivas nas DWIs e hiperintensas **nos** mapas **ADCav** [figura **6**].

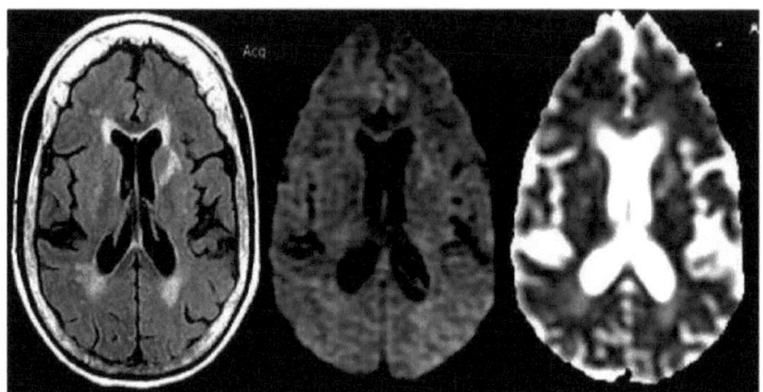

Figura 6 a,b,c - a- imagem de RM do cérebro em T2 **Flair**, b- **imagem** DWI e figura c,- mapa ADC mostrando ID como **lesões** hiperintensas. Em T2 Flair e **mapa** ADC e não **restritivo** em DWI.

Observa-se que os valores de ADCav (**10^{-3}** mm^2 /s) das **regiões** de **desmielinização** isquémica são superiores aos da **substância branca** normal **e** que os valores aumentam proporcionalmente com o grau das **lesões** [tabela 1, gráfico 1] com um valor de **P** significativo <0,001.

Tabela 1 - Correlação entre os graus do valor ADC das lesões de desmielinização isquémica

Grade of ischemic demyelination	ADC value of ischemic demyelination	
	minimum value	maximum value
Grade I	1.01	1.13
Grade II	1.15	1.21
Grade III	1.21	1.24
Grade IV	1.25	1.35
Grade V	1.30	1.31

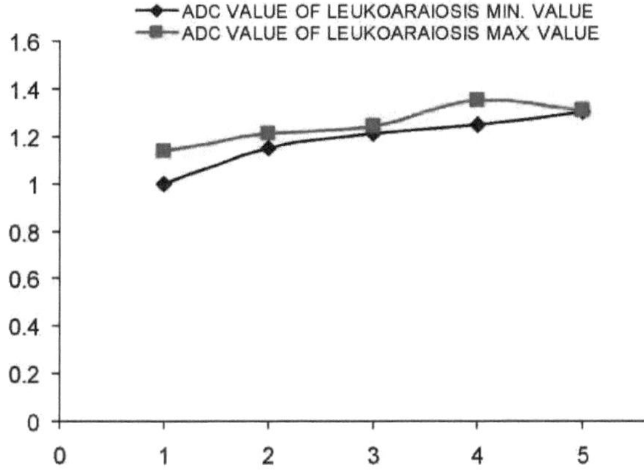

Gráfico 1 - Correlação entre os graus do valor ADC da leucoaraiose

Verificou-se uma diferença mínima significativa entre os valores de ADCav da substância branca normal dos doentes com desmielinização isquémica (grupo 1 como um todo) (média = 0,69, min = 0,64, máx = 0,74) e os do grupo de controlo (média 0,64, min = 0,63, máx = 0,67) (grupo 2). No entanto, após uma análise detalhada no grupo 1, os valores de ADCav da substância branca normal eram mais elevados em comparação com os dos controlos saudáveis, uma vez que o grau de desmielinização isquémica era mais elevado (valor de P <0,001 para todos) [tabela 2, 2a, gráfico 2].

Tabela 2- Média do valor ADC da substância branca normal em doentes com desmielinização isquémica com classificação

Grade of ischemic demyelination	ADC value of normal white matter
GRADE I	.65625
GRADE II	.67812501
GRADE III	.68846154
GRADE IV	.71000001
GRADE V	.73000002

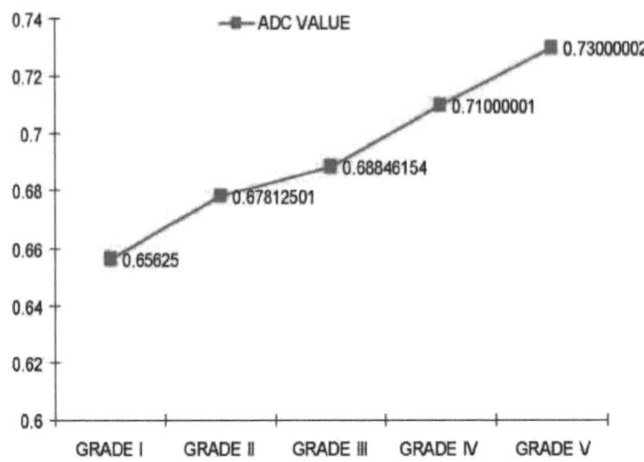

Gráfico 2 - Média do valor de ADC da substância branca normal em doentes com desmielinização isquémica com classificação

Tabela 2a - Comparação do valor médio de ADC da substância branca normal em doentes com desmielinização isquémica e controlos saudáveis.

ADC value of normal white matter in ischemic demyelination	.6495
Healthy controls	.6903

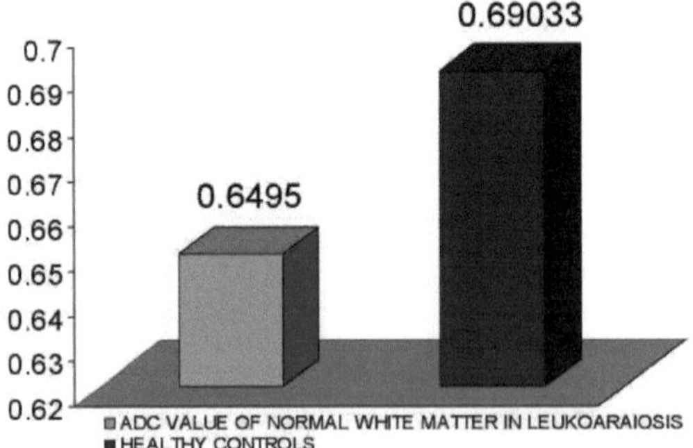

Gráfico de barras 1 - Comparação do valor médio de ADC da substância branca normal em doentes com desmielinização isquémica e controlos saudáveis.

Os enfartes isquémicos com duração até um mês apresentaram um valor médio de ADC inferior ao da desmielinização isquémica (valor de P - <0). Os enfartes com um a três meses de duração apresentaram valores médios de ADC que se sobrepõem aos da ID (valor de P - 0,015). Os enfartes com mais de três meses apresentaram valores médios de ADC superiores aos da DI (valor de P - 0,01) [tabela 3,3a] [gráfico de barras 2].

Tabela 3 - Lista dos valores médios de ADC da desmielinização isquémica com os do enfarte em função da duração do enfarte

Duration	Mean ADC value
Less than 6 hours	.35
6-12 hours	.39
24 hours- one week	.40
1 week - 1 month	.54
1 month - 3 month	1.17
>3 month	1.50

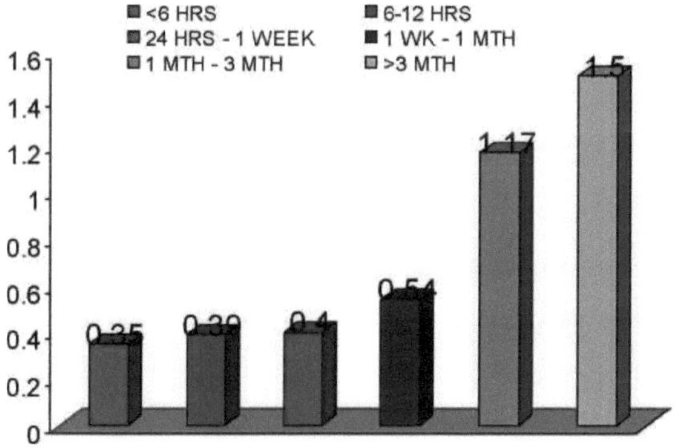

Gráfico de barras 2- representação dos valores médios de ADC da desmielinização isquémica com os do enfarte em função da duração do enfarte

Tabela 3a- Comparação dos valores de ADC da desmielinização isquémica com os do enfarte em relação à duração do enfarte

	Upto 1 Month	1-3 Month	More than 3 Month
Infarct	0.44	1.17	1.50
Ischemic demyelination	1.18	1.21	1.27

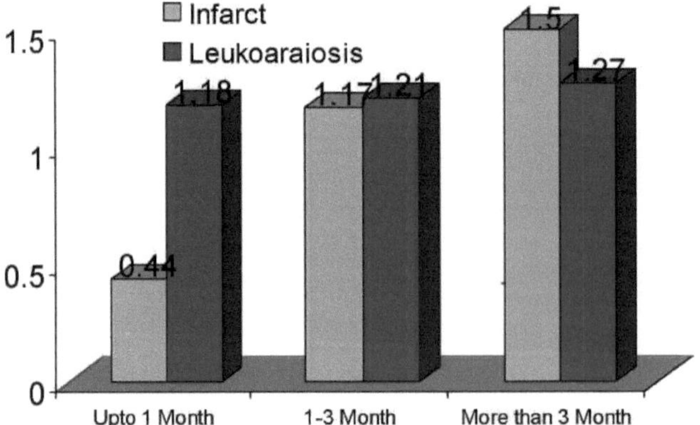

Gráfico de barras 3- Comparação dos valores de ADC da desmielinização isquémica com os do enfarte em relação à duração do enfarte.

Para a associação de DI e AVC isquémico, o valor de p de significância foi de 0,003 e para a associação de DI e enfarte lacunar o valor de p foi de 0,574. A proporção no limite de confiança de 95% foi de 71, 91 [tabela 4, 4a, gráfico 3].

Tabela 4 - Lista do número de doentes com desmielinização isquémica com enfarte isquémico de acordo com o grau de DI.

Grade of ischemic demyelination	No of cases for positive for ischemic infarct
GRADE I	0
GRADE II	2
GRADE III	2
GRADE IV	15
GRADE V	2

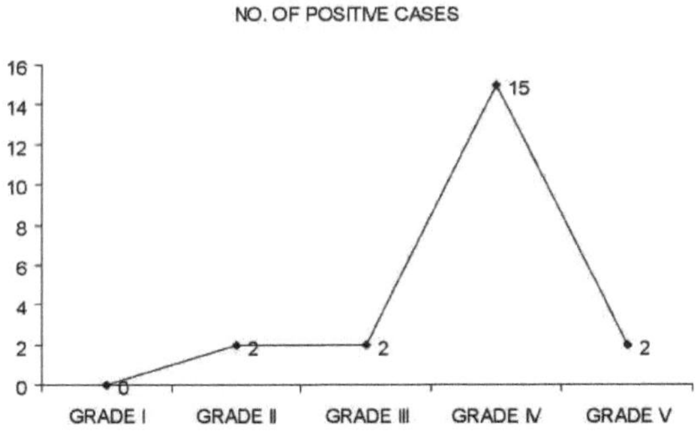

Gráfico 3 - Lista do número de doentes com desmielinização isquémica que tiveram enfarte isquémico de acordo com o grau de DI.

Tabela 4a- Tipo de enfarte com classificação da desmielinização isquémica

Infarct	Grade I	Grade II	Grade III	Grade IV	Grade V
Lacunar Infarct	7	13	10	19	1
Cortical Infarct	1	3	3	2	1

Neste estudo, os doentes encontravam-se num grupo etário superior a 50 anos, com uma idade mínima de 51 anos e uma idade máxima de 81 anos. Quanto maior a idade do paciente, maior o grau de DI encontrado (valor de p - <0). A idade média baseada no grau das lesões de DI foi a seguinte: grau 1 (idade média 54,75), grau 2 (idade média 58,5), grau 3 (idade média 60,5), grau 4 (idade média 65,3) e grau 5 (idade média 76) [tabela 5a,b, gráfico 4].

Tabela 5a- Associação da desmielinização isquémica com a idade

Age	No of Patients
51-60	35
61-70	18
71-80	6
81-90	1
TOTAL	**60**

Tabela 5b - Distribuição por idade e classificação (n=60)

	AGE	
Grade	Minimum	Maximum
I	53	58
II	52	67
III	51	68
IV	55	85
V	72	80

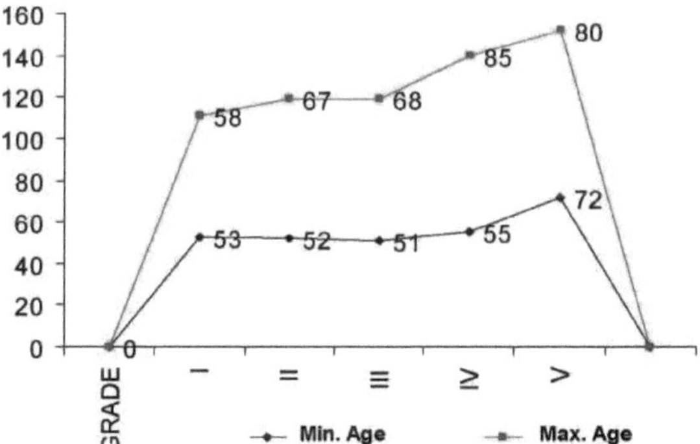

Gráfico 4 - Associação da desmielinização isquémica com a idade

A distribuição por sexo (valor de p = 0,995), a história de tabagismo (valor de p = 0,495) e a ingestão de álcool (valor de p = 0,627) também não mostraram qualquer associação significativa com o desenvolvimento de desmielinização isquémica (tabela 6a, b, c).

Tabela 6a- Associação da desmielinização isquémica com a distribuição por sexo.

Sex	No. of Patients
Male	35
Female	25
Total	60

Tabela 6b- Associação da desmielinização isquémica com a história de tabagismo.

Positive	23
Negative	37
Total	60

Tabela 6c - Associação da desmielinização isquémica com a história de consumo de álcool

Positive	13
Negative	47
Total	60

Foi encontrada uma associação significativa entre hipertensão arterial e DI, com 50% dos doentes com DI (grupo 1) com história de hipertensão arterial, com um valor de probabilidade de 0,021 [tabela 7a,b, gráfico 5]. A história de diabetes mellitus (valor de p = 0,003) também mostrou uma associação significativa com o desenvolvimento de desmielinização isquémica [tabela 8, diagrama de pizza 1].

Tabela 7a - Associação entre desmielinização isquémica e hipertensão

Positive	30
Negative	30
Total	60

Tabela 7b - Presença de Hipertensão em diferentes graus de desmielinização isquémica

Grade of ischemic demyelination	No of positive cases
Grade I	0
Grade II	3
Grade III	9
Grade IV	16
Grade V	2

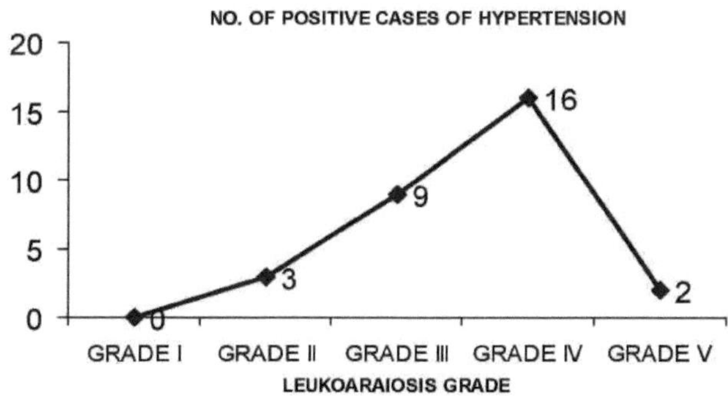

Gráfico 5- presença de Hipertensão em diferentes graus de desmielinização isquémica.

Tabela 8 - Associação da desmielinização isquémica com a diabetes mellitus

Positive	21
Negative	39
Total	60

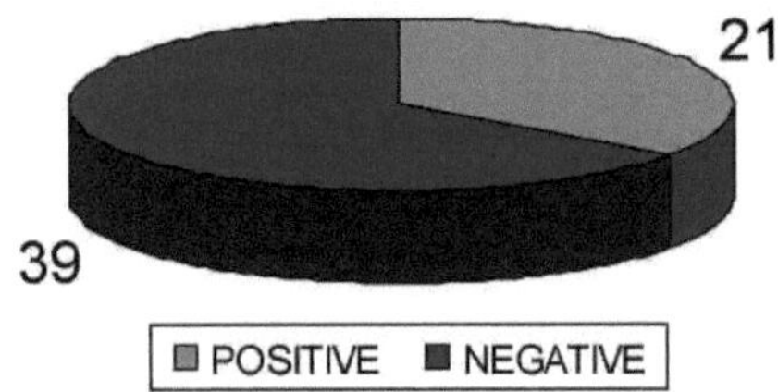

Diagrama de pizza 1 - Associação da desmielinização isquémica com a diabetes mellitus

A história prévia de doença cardíaca isquémica (valor de p = 0,131), doença vascular periférica (valor de p = 0,664) e níveis elevados de colesterol sérico total (valor de p = 0,100) não mostraram qualquer associação significativa com o desenvolvimento de desmielinização isquémica (tabela 9a, b, c).

Quadro 9a - Associação da desmielinização isquémica com a doença cardíaca isquémica

Positive	14
Negative	46
Total	60

Tabela 9b - Associação da desmielinização isquémica com a doença vascular periférica

Positive	5
Negative	55
Total	60

Tabela 9c - Associação da desmielinização isquémica com o aumento do colesterol total

Positive	22
Negative	38
Total	60

A avaliação da função cognitiva com o MMSE só foi possível em 51 dos 60 doentes devido à dificuldade de comunicação dos restantes. Foi encontrada uma associação significativa entre a redução da pontuação no MMSE e a presença de desmielinização isquémica (valor de $p < 0,001$). Foi também observada uma redução proporcional da pontuação do MMSE com o aumento do grau de desmielinização isquémica (valor de $p < 0,001$) [tabela 10a,b, gráfico de barras 4a,b]

Tabela 10a- Associação da desmielinização isquémica com a pontuação no mini exame do estado mental

	No of Educated subjects	No of Uneducated subjects
Reduced score	13	9
Normal score	27	2
Not evaluated	7	2

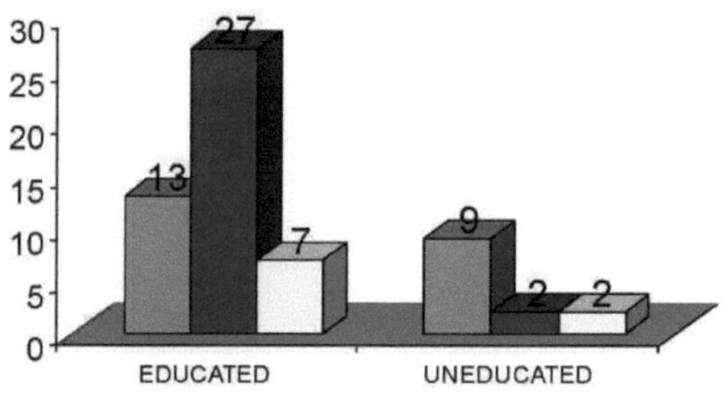

Gráfico de barras 4a- Associação da desmielinização isquémica com a pontuação do mini exame do estado mental.

Tabela 10b- Correlação da pontuação do MMSE com o grau de desmielinização isquémica (n=60)

	Grade I	Grade II	Grade III	Grade IV	Grade V
Normal	6	13	8	6	0
Reduced	0	0	2	14	2

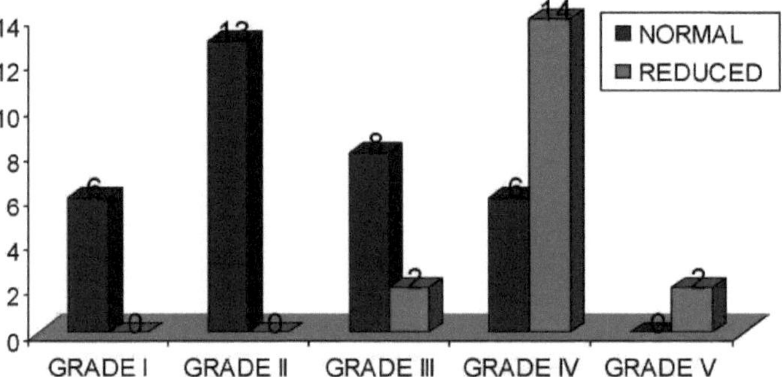

Gráfico de barras 4b - Correlação da pontuação no MMSE com o grau de desmielinização isquémica (n=60)

5. DISCUSSÃO

A desmielinização isquémica, um sinónimo de leucoaraiose, é descrita como lesões bilaterais discretas, focais ou confluentes, irregulares, da substância branca cerebral, que aparecem hipodensas na TC e hiperintensas nas imagens T2W da RM. Presume-se que estas lesões resultem de alterações arterioscleróticas dos vasos penetrantes profundos que irrigam a substância branca periventricular, que está privada de irrigação sanguínea colateral [2, 15]. Patologicamente, a perda de axónios e a proliferação de células gliais marcam a desmielinização isquémica [1]. O termo Leukoaraiosis vem do grego (leuko = branco e araios = rarefação) e foi inicialmente sugerido por Vladimir Hachinski, um neurologista canadiano nascido na Ucrânia [18].

Neste estudo, a desmielinização isquémica foi identificada como lesões não restritivas nas DWIs e como focos hiperintensos nos mapas ADCav. Este achado pode ser explicado pela perda axonal nestas lesões, que causa uma maior ou menor restrição à difusão da água em geral. Para além deste efeito, o aumento do conteúdo de água secundário à perda axonal também pode contribuir para este sinal hiperintenso nas imagens ADC [1, 19].

O aumento proporcional dos valores de ADCav com o aumento do grau das lesões de desmielinização isquémica pode representar a extensão da perda axonal nas lesões e, por conseguinte, pode também ser utilizado como uma escala de classificação alternativa para avaliar a gravidade da desmielinização isquémica. Poucos estudos demonstraram que os valores de ADCav das lesões de desmielinização isquémica são úteis para diferenciar as lesões de AVC isquémico subagudo e crónico em alguns momentos em que é difícil diferenciá-las, com base apenas na RM convencional [14,20,21].

Os valores mais elevados de ADCav da substância branca normal em doentes com graus elevados de desmielinização isquémica, em comparação com a substância branca normal em indivíduos saudáveis, podem representar a possibilidade de patologia de desmielinização isquémica precoce nessas áreas de substância branca, que não é revelada em imagens de RM convencionais. A possibilidade de um efeito de média das lesões de desmielinização isquémica adjacentes nas áreas de substância branca normal durante a medição do ADCav pode ser excluída, uma vez que a ROI foi cuidadosamente selecionada tanto nas T2WI como nas DWI. Por conseguinte, para além de fornecer informações sobre a gravidade da desmielinização isquémica, a medição dos valores de DWI e ADC também nos pode ajudar a encontrar a substância branca de aspeto normal na RM convencional, que pode desenvolver lesões de desmielinização isquémica ao longo do tempo e, por conseguinte, estimar a extensão exacta e completa da doença.

Em 2002, Johanna Helenius, MD et al estudaram a desmielinização isquémica em imagens de RM convencionais de 1,5T, DWI e ADC. Incluíram 85 doentes com desmielinização isquémica e compararam-nos com 22 controlos saudáveis sem lesões de desmielinização isquémica. Ao estimar os valores de ADCav nas regiões de desmielinização isquémica e na substância branca normal, encontraram um valor de ADC mais elevado com o aumento do grau das lesões (0,92 a 1,27), que era essencialmente superior aos valores na substância branca normal (0,69 +/_0,04). Concluíram que as lesões de desmielinização isquémica apresentam alterações significativas nos valores de ADCav quando comparadas com a substância branca normal [15]. Neste estudo os valores de ADC das lesões de desmielinização isquémica variaram entre 1-1,31 e os valores na substância branca normal em doentes com desmielinização isquémica variaram entre 0,65 - 0,73, o que se aproxima do valor do estudo acima descrito.

Em 2002, Mario Mascalchi MD PhD et al testaram se a análise do histograma de ADC do cérebro inteiro (WB-ADC) poderia ser utilizada como um método alternativo à pontuação visual da desmielinização isquémica em T2WIs. Geraram mapas de ADC e adquiriram histogramas de ADC a partir dos mesmos e verificaram que o valor mediano do histograma de ADC do cérebro inteiro se correlacionava diretamente com a classificação visual da gravidade da desmielinização isquémica (P 0,013). Concluíram que o histograma WB-ADC é um método alternativo fiável para avaliar a extensão e a gravidade da desmielinização isquémica [22].

Cem Calli et al, em 2003, avaliaram o aparecimento de lesões isquémicas periventriculares na RM e estimaram os valores de ADC nas regiões de desmielinização isquémica. Um total de 78 doentes com lesões de desmielinização isquémica, alguns dos quais com enfartes agudos e crónicos na substância branca, foram submetidos a imagens com sequências convencionais de RM e DWI. Os valores de ADC dos enfartes da substância branca e das regiões de desmielinização isquémica foram medidos e observou-se que variavam carateristicamente entre si com um valor de $p < 0{,}05$. Concluíram que a DWI é obrigatória na distinção entre desmielinização isquémica e enfartes da substância branca em localização periventricular na fase aguda [23].

A observação de valores de ADC diminuídos nos enfartes hiperagudos e agudos [figura 6a, b,c] pode ser secundária à perda significativa de água nas células, fazendo com que as lesões apareçam hipointensas no mapa de ADC. Isto torna claro que, nos mapas DWI e ADC, é simples diferenciar visualmente os enfartes da desmielinização isquémica e não há necessidade de estimar o valor ADC nas fases hiperaguda e aguda dos enfartes. Os enfartes isquémicos com cerca de uma semana a 10 dias de idade apresentam geralmente uma pseudo-normalização no mapa ADC, aparecendo hiperintensos, o que dificulta a sua diferenciação das lesões de identificação [figura 7a, b, c]. Embora estes enfartes em fase subaguda pareçam visualmente iguais às lesões de DI na DWI e no mapa ADC, os valores de ADCav foram significativamente diferentes em ambos os tipos de lesões, sendo menores no enfarte do que na DI, o que nos pode ajudar a diferenciar as lesões umas das outras.

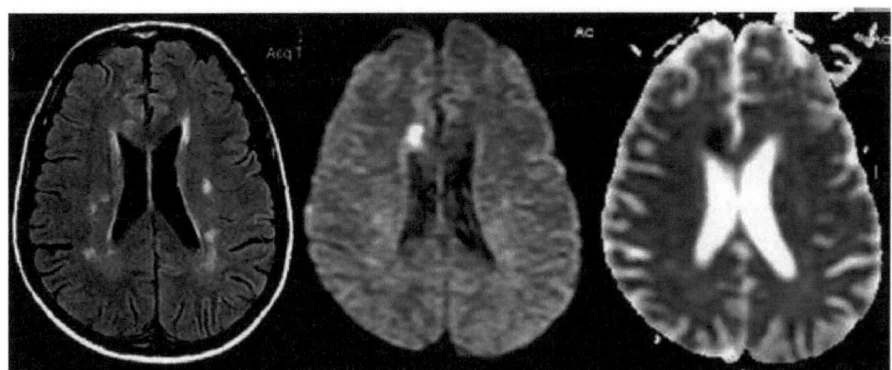

Figura 6a,b,c - Mapa axial T2 Flair, DWI e **ADC mostrando um enfarte agudo na** substância branca frontal direita, que aparece hiperintenso em **Flair**, brilhante em DWI e hipointenso no mapa ADC. Lesões de ID de grau I na **região** bi-parietal que aparecem **hiperintensas** tanto em T2 **Flair como no mapa** ADC, **sem restrição de difusão**.

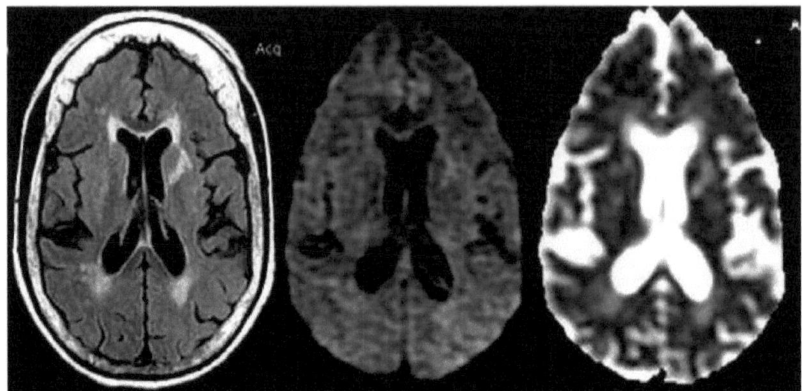

Figura 7a,b,**c** - **Mapa** axial **T2 Flair**, DWI e ADC mostrando **enfarte** subagudo **ao 8º dia** no membro anterior da cápsula **interna** esquerda, aparecendo **hiperintenso tanto** no mapa **T2 Flair** como no mapa ADC, sem restrição **na DWI**, representando **pseudonormalização**. **Lesões ID** de grau **2** -3 na substância **branca periventricular** bi-frontal **e parietal,** aparecendo **hiperintensas** tanto no mapa **T2** Flair como no mapa **ADC**, sem **restrição** de difusão, **mimetizando** o enfarte.

Uma vez que os valores ADC dos enfartes com **1-3** meses de idade se sobrepõem aos da **lesão** ID [figura 8a, b, **c**]**,** a medição dos valores ADCav **não** é muito **útil nesta** fase**.** Valores de ADCav **significativamente mais elevados** nos **enfartes crónicos** com mais de **3 meses do que nas** lesões ID [**figura 9a**,**b**,c] podem ser explicados **pelo aumento** do conteúdo de água nas **regiões** dos **enfartes crónicos em** comparação **com** as lesões ID**.** Embora no mapeamento **do ADC** estas duas **lesões** pareçam semelhantes**, com** a utilização dos valores **de** ADCav estas podem ser muito bem diferenciadas [24,**25**].

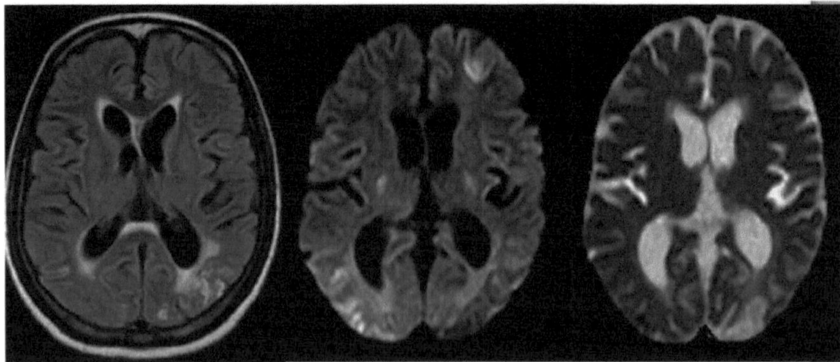

Figura 8a, b,c - Mapa axial T2 Flair, DWI e ADC mostrando um enfarte subagudo com um mês de idade no córtex parietal posterior esquerdo, aparecendo hiperintenso tanto no mapa T2 Flair como no mapa ADC, sem restrição na DWI. Lesões ID de grau 3 na substância branca periventricular bi-frontal e parietal, também com hiperintensidade em T2 Flair e no mapa ADC, sem restrição da difusão.

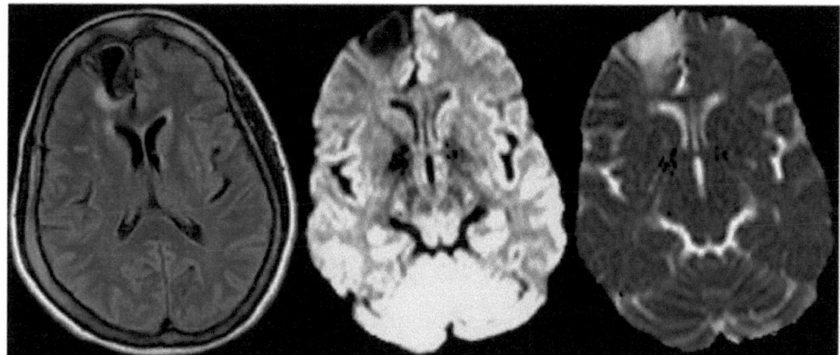

Figura 9a,b,c- - Mapa axial T2 Flair, DWI e ADC mostrando um enfarte crónico com quatro meses de idade no lobo basifrontal direito, isointenso ao CSF T2 Flair e hiperintenso no mapa ADC sem restrição na DWI. Múltiplas lesões discretas de ID de grau 1 na substância branca frontal direita, hiperintensas tanto em T2 Flair como no mapa ADC, sem restrição à difusão.

Neste estudo, a proporção de doentes com ID e enfartes isquémicos foi significativa (limite de confiança de 95% - 60, 83). Dos enfartes lacunares e corticais, a proporção de doentes (limite de confiança de 95% - 71, 91) com enfarte lacunar e DI foi mais significativa do que a dos doentes com enfarte cortical e DI. Embora a associação do DI com AVC isquémico tenha apresentado um valor de p significativo (0,003), o valor de p para a associação do tipo de enfarte lacunar com o DI não foi significativo (0,574). Este facto pode dever-se à falta de distribuição normal das variáveis devido ao pequeno número de casos incluídos ou à ausência real de associação entre estas variáveis.

Embora alguns estudos relacionados tenham demonstrado uma associação significativa entre a DI e o ataque vascular cerebral, especialmente o enfarte lacunar [26] , um dos estudos realizados por Jorgensen HS et al no início dos anos 90, num grande número de doentes com AVC na secção dinamarquesa de AVC, não demonstrou qualquer associação significativa entre a DI e os enfartes isquémicos [27] . Isto também pode ser atribuído ao desenho do estudo, em que os enfartes isquémicos não foram divididos em tipos diferentes, como os enfartes corticais e lacunares, permitindo que o enfarte cortical actuasse como um modificador negativo da associação.

A DI foi proposta como um fator de risco independente para o desenvolvimento de AVC isquémico, especialmente do tipo lacunar, por outro estudo relacionado de Jonathan Streifler Y et al publicado em 2003[28], representando provavelmente a possibilidade da mesma patogénese subjacente, ou seja, isquemia de pequenos vasos.

Embora se verifique que a DI predispõe para o tipo de enfarte lacunar, também se verifica que é um fator de risco independente para o desenvolvimento de AVC cortical e hemorragia intra-cerebral e também prevê a morbilidade e mortalidade totais destes doentes [9]. Por conseguinte, todos os médicos devem ser informados sobre a associação significativa da DI com o AVC e o tratamento preventivo do AVC deve incluir também a gestão adequada dos factores de risco da DI.

A associação significativa encontrada entre o aumento da idade (>50 anos), história de longa data de hipertensão, diabetes mellitus, história de AVC isquémico com a presença de DI poderia propor que estes factores fossem factores de risco para o desenvolvimento de desmielinização isquémica. Verificou-se que todas estas variáveis estavam mais associadas a graus mais elevados de desmielinização isquémica (graus 4 e 5). Existem alguns outros estudos que também provaram que a idade avançada é o fator de risco mais importante para o desenvolvimento de DI [20,28,29]. Poucos estudos descobriram que a tolerância à glicose diminuída, a dislipidemia, incluindo o aumento dos triglicéridos e a redução dos níveis de HDL, apresentam uma associação significativa com a DI e com o ataque cerebro-vascular [4,29].

Neste estudo, não foi possível estabelecer uma correspondência precisa entre a idade e o sexo dos doentes do grupo 1 com desmielinização isquémica e dos indivíduos saudáveis do grupo 2. No entanto, todos os indivíduos dos grupos 1 e 2 tinham mais de 50 anos de idade, que é o grupo etário comum e um dos factores de risco significativos para desenvolver desmielinização isquémica.

O pequeno número de doentes com antecedentes de tabagismo e de ingestão de álcool incluídos neste estudo também pode ser uma limitação deste estudo e, possivelmente, uma das razões para o resultado não mostrar uma associação significativa destes antecedentes com a presença de desmielinização isquémica. No entanto, nenhum dos estudos relacionados mostrou uma relação significativa entre estas variáveis e o desenvolvimento de DI. A ausência de associação significativa entre a DI e níveis elevados de colesterol sérico total, doença cardíaca isquémica e história de doença vascular periférica pode dever-se ao pequeno número da amostra ou à ausência de associação real. Outra limitação deste estudo é o pequeno número de doentes com desmielinização isquémica e AVC isquémico nos grupos 1 a 3. Por conseguinte, são necessários mais estudos para comprovar a nossa hipótese.

A maioria dos estudos sobre a patogénese da DI tem sugerido várias causas, sendo a mais comum a teoria da hipoperfusão crónica. A isquemia profunda da substância branca, a desregulação da pressão sanguínea e a perturbação do fluxo do LCR [2, 30,31,32] também têm sido propostas como sendo a patologia subjacente ao desenvolvimento da desmielinização isquémica.

Está provado que o envelhecimento, que é o fator de risco mais comum para o desenvolvimento da DI [4], e todos os outros factores de risco da DI, como a história de hipertensão, diabetes mellitus e doença cardíaca isquémica, precipitam a arteriosclerose nos canais vasculares cerebrais, especialmente nas pequenas artérias penetrantes que irrigam a substância branca. A arteriosclerose é basicamente a substituição do músculo liso da parede do canal vascular por material hialino e fibroso, resultando em espessamento da parede e estreitamento luminal [2]. As amostras patológicas de áreas de DI têm mostrado consistentemente a presença de arteriosclerose nas artérias penetrantes. Esta anomalia leva a isquemia local, causando perda axonal/necrose tecidular, dependendo da gravidade da isquemia, que é identificada na imagiologia como ID ou enfartes lacunares, respetivamente.

Neste estudo, a constatação de uma associação significativa entre a redução da pontuação do MMSE e a desmielinização isquémica (valor de $p < 0,001$) e a redução proporcional da pontuação do MMSE com o aumento do grau de desmielinização isquémica (valor de $p < 0,001$) pode sugerir que a desmielinização isquémica é um dos factores causais da diminuição da cognição. Esta descoberta pode ajudar-nos a avaliar o prognóstico destes doentes, que se presume ser mau em doentes com grau grave de desmielinização isquémica.

Dennis Briley, Shamshad Haroon et al, em 2000, realizaram um estudo no qual seguiram 22 doentes prospectivamente e avaliaram a gravidade da desmielinização isquémica, tendo concluído que a gravidade da desmielinização isquémica prediz a morbilidade e a mortalidade, independentemente do défice neurológico pré-existente [9].

Em 2003, Geroldi C et al realizaram um estudo num grande grupo de pessoas, com o objetivo de determinar a correlação entre o défice cognitivo não amnésico mínimo ou ligeiro e os factores de risco vascular e a associação do défice cognitivo com o parkinsonismo e as perturbações da marcha. Encontraram três factores de risco vascular mais frequentemente associados ao défice cognitivo: hipertensão, fibrilhação auricular ou outras alterações no ECG e níveis reduzidos de colesterol HDL.001). A disfunção cognitiva com características subcorticais foi significativamente associada a factores de risco cerebro-vasculares (P = 0,001) [33].

Lovblad K, Delavalle J, et al, em 2004, estudaram os doentes com cognição ligeiramente comprometida em RMN e observaram o mapa ADC dos lobos frontais. Foram encontradas alterações isquémicas profundas da substância branca em 37,5% dos doentes com disfunção cognitiva ligeira. O estudo revelou que a presença e a extensão da lesão de desmielinização isquémica são factores de mau prognóstico para o desenvolvimento posterior de demência, especialmente quando estão associadas a atrofia do corpo caloso e do cérebro generalizado [34].

A relação das lesões da substância branca com o humor e a cognição foi estudada por Pantoni et al. em 2009, que avaliaram a relevância clínica das alterações da substância branca relacionadas com a idade (ARWMC), especialmente com a causa vascular da depressão nos idosos. Verificaram que as alterações da substância branca relacionadas com a idade (ARWMC) estão significativamente associadas a um défice cognitivo ligeiro e a um risco acrescido de desenvolver demência. Para além da deterioração da cognição, foram observados sintomas depressivos graves em doentes com CMRA significativas, quando comparados com doentes sem CMRA ou com CMRA ligeiras [35].

De um modo geral, sugere-se que tanto a disfunção cognitiva como a desmielinização isquémica estão significativamente associadas a factores de risco vascular e que também estão associadas a cada um deles. Os resultados do nosso estudo demonstram que a presença e o grau de desmielinização isquémica podem prever o possível aparecimento de perturbações cognitivas nesses doentes. Esta hipótese também é apoiada pelos estudos relacionados acima referidos.

Este estudo diferiu dos estudos anteriores sobre desmielinização isquémica por ter uma combinação de objectivos como os seguintes 1- avaliar a utilização do valor ADC na estimativa da gravidade e, consequentemente, na classificação das lesões de desmielinização isquémica 2- avaliar o valor do ADC na previsão das alterações subjacentes à desmielinização isquémica precoce na substância branca de aspeto normal que não são detectáveis nas sequências de RM convencionais e 3. O impacto clínico da desmielinização isquémica foi também estudado através da avaliação do significado da sua associação com a disfunção cognitiva. A tentativa de classificar as lesões de desmielinização isquémica com base nos valores médios de ADC utilizada neste estudo é nova no campo da investigação e na literatura.

6. CONCLUSÕES

As seguintes conclusões foram retiradas deste estudo. Os valores de ADC das lesões de desmielinização isquémica aumentam proporcionalmente com o grau das lesões e podem ser utilizados como uma escala de classificação da desmielinização isquémica. Os valores de ADCav da substância branca normal em doentes com desmielinização isquémica são mais elevados quando comparados com indivíduos saudáveis sem desmielinização isquémica por leucoaraiose e aumentam proporcionalmente com o aumento dos graus de desmielinização isquémica, o que nos pode ajudar a encontrar a substância branca que parece normal na RM convencional, que é propensa a desenvolver desmielinização isquémica ao longo do tempo e a avaliar a extensão completa das lesões.

Embora a DWI e o mapeamento ADC não distingam muito bem entre desmielinização isquémica e enfartes subagudos com uma semana a 10 dias de idade devido à pseudo-normalização do ADC, a estimativa do valor ADCav tem um papel importante na diferenciação destas lesões do ID. A estimativa do valor de ADC também ajuda a diferenciar os enfartes crónicos (>3 meses) das lesões de DI. A observação de uma associação significativa entre a DI e o AVC isquémico, predominantemente do tipo lacunar, favorece a hipótese de uma patogénese semelhante em ambas as condições. Com esta evidência, a DI pode ser proposta como um dos factores de risco para o desenvolvimento de AVC. Isto significa que é essencial incluir o controlo dos factores de risco da DI como parte da atividade de prevenção do AVC.

A idade avançada, a história de hipertensão, a diabetes mellitus e a doença cerebro-vascular são factores de risco para o desenvolvimento de DI. Especialmente quando o número de factores de risco é mais elevado, há mais probabilidades de o paciente desenvolver graus mais elevados de DI. Foi observada uma associação significativa entre a desmielinização isquémica e a cognição prejudicada, propondo a desmielinização isquémica como um dos factores predisponentes para a disfunção cognitiva.

REFERÊNCIAS

1. Anca Hâncu, Irene Râçanu e Gabriela Butoi et al. "Leucoaraiosis and Stroke White Matter Changes in Cerebrovascular Disease": (2012). Advances in Brain Imaging, ISBN: 978-953-307-955-4, InTech, disponível em

:http://www.intechopen.com/books/advances-in-brain-imaging/white-matter-alterações-incerebrovasculares-doença-leucoaraiose

2. Auriel E, Bornstein NM, Berenyi E, Varkonyi I, Gabor M, Majtenyi K, Szepesi R, Goldberg I, Lampe R, Csiba L. "Clinical, radiological and pathological correlates of leukoaraiosis".Ata Neurol Scand: 2011: 123: 41-47.

3. Inzitari D, Cadelo M, Marranci ML, Pracucci G, Pantoni L. "Mortes vasculares em pacientes neurológicos idosos com leucoaraiose". J Neurol Ncurosurg Psychiatry. 1997; 62: 177-181.

4. Eman M Khedr,1 Sherifa A Hamed,1 Hala K El-Shereef,2 Ola A Shawky,1 Khalid A Mohamed,1Effat M Awad,3 Mohamed A Ahmed,2 Ghaydaa A Shehata,1 e Mahmoud A Eltahtawy4 . "Deficiência cognitiva após acidente vascular cerebral: Relação com factores de risco vasculares" Neuropsychiatr Dis Treat. 2009; 5: 103-116.Publicado online em 8 de abril de 2009.PMCID: PMC2695209

5. Erik Olsson,1 Niklas Klasson,1 Josef Berge,1 Carl Eckerstrom,1 Âke Edman,1 Helge Malmgren,1, 2 e Anders Wallin1. " Avaliação da lesão da substância branca em pacientes com deficiência cognitiva e controlos saudáveis: Reliability Comparisons between Visual Rating, a Manual, and an Automatic Volumetrical MRI Method-The Gothenburg MCI Study". Hindawi Publishing Corporation Journal of Aging Research Volume 2013, Artigo ID 198471, 10 páginas

6 . Reinhold Schmidt, MD; Katja Petrovic, PhD; Stefan Ropele, PhD; Christian Enzinger, MD; Franz Fazekas, MD "Progression of Leukoaraiosis and Cognition" (Stroke. 2007;38:2619-2625.)

7. Vitali, M.D1,2, Raffaella Migliaccio, M.D1,4, Federica Agosta, M.D1,3 et al. "Neuroimaging in Dementia" Neurol. 2008 setembro ; 28(4): 467-483.

doi:10.1055/s-0028-1083695.

8. Yamauchi H, Fukuyama H, Shio H. "Corpus callosum atrophy in patients with leukoaraiosis may indicate global cognitive impairment". Stroke. 2000; 31: 15151520.
9. Briley DP, Haroon S, Sergent SM, Thomas S. "Does leukoaraiosis predict morbidity and mortality?" Neurology. 2000; 54: 90-94.
10. Domenico Inzitari, MD "Leukoaraiosis An Independent Risk Fator for Stroke? (Stroke. 2003;34:2067.) © 2003 American Heart Association, Inc".
11. Alison D. Murray, FRCR, FRCPE, Roger T. Staff, PhD, Susan D. Shenkin, MRCP, et al "Relative Importance of Vascular Risk Factors in Nondemented Elderly People" Neurol. 2005; 36: 123-143.
12. Kingsley PB, Monahan WG. "Selection of the optimum b fator for diffusion-weighted magnetic resonance imaging assessment of ischemic stroke" Mag Reson Med.2004; 51:996-1001.
13. Stejskal EO, Tanner JE. "Spin diffusion measurements: spin echoes in the presence of time-dependent field gradient" J Chem Phys. 1965; 42(1):288-292).
14. F. Fazekas, J. B. Chawluk, e A. Alavi, "MR signal abnormalities at 1.5 T in Alzheimer's dementia and normal aging," American Journal of Roentgenology, vol. 149, no. 2, pp. 351-356, 1987.
15. Helenius, Johanna MD; Soinne, Lauri MD; Salonen, Oili MD "Leukoaraiosis, Ischemic Stroke, and Normal White Matter on DiffUsion- Weighted MRI". Acidente vascular cerebral: Journal of the American Heart Association :Volume 33(1)January 2002pp 45-50
16. Arch Neurol. 2008 Jul; 65(7): 963-967. doi: 10.1001/archneur.65.7.963 PMCID: PMC2587038 NIHMSID: NIHMS72295 Detetar Demência com o Mini-Exame do Estado Mental (MMSE) em Indivíduos com Elevado Nível de Educação 3 Neill R. Graff-Radford, M.D.,4 Ronald C. Petersen, M.D., Ph.D.,5 e John A. Lucas, Ph.D.6
17. Schlaug G, Siewert B, Benfield A, Edelman RR, Warach S, "Development and Progression of Leukoaraiosis in Patients With Carotid Artery Disease Stroke", Journal of the American Heart Association: Volume 34(8)agosto 2003pp 1913-1916

18. Hachinski VC, Potter P, Merskey H. Leuko-araiosis: "an ancient term for a new problem", Can J Neurol Sci. 1987;13 (4 Suppl): 533-4. Pubmed citation.
19. Lenore Kulowics, Ph.D., RN, CS e Meredire Wallance, Ph.D., RN, MSN, "Mini Mental Status Examination", Hartford Institute of Geriatric Nursing, janeiro de 1999, número 3.
20. Streifler Jonathan Y. MD; Eliasziw Michael PhD; Benavente, Oscar R. MD et al; "Development and Progression of Leukoaraiosis in Patients With Brain Ischemia and Carotid Artery Disease" Stroke: Journal of the American Heart Association: Volume 34(8)agosto 2003pp 1913-1916
21. Thein ss, Hamidon BB, The HS et al "Leukoaraiosis as a predictor for mortality and morbidity after an attack of acute ischemic stroke" Stroke: Journal of the American Heart Association: Volume 34(8)agosto de 2007 pp 913-932
22. Mario Mascalchi MD PhD,1* Carlo Tessa MD,1 Marco Moretti MD et alWhole Brain Apparent Diffusion Coefficient Histogram: A New Tool for Evaluation of Leukoaraiosis, , Journal Of Magnetic Resonance Imaging, 15:144-148 (2002). DOI 10.1002/jmri.10050
23. Calli C1, Kitis O, Yunten N et al "DWI findings of periventricular ischemic changes in patients with leukoaraiosis", Comput Med Imaging Graph. 2003 Sep-Out;27(5):381-6.
24. Singer M, Chong J, Lu D, Schonewille W, Tuhrim S, Atlas S. Diffusion-Weighted MRI in Acute Subcortical Infarction. Stroke. 1998;29(1):133-136.
25. Weber J, Mattle H, Heid O, Remonda L, Schroth G. Diffusion-weighted imaging in ischaemic stroke: a follow-up study . Neuroradiology. 2000;42(3):184-191.
26. Oliveira-Filho J, Ay H, Schaefer P, Buonanno F, Chang Y, Gonzalez R et al. Diffusion-W eighted Magnetic Resonance Imaging Identifies the "Clinically Relevant" Small-Penetrator Infarcts. Archives of Neurology. 2000;57(7):1009.
27. Jorgensen HS, Nakayama H, Raaschou HO, Olsen TS. "Leukoaraiosis in stroke patients: the Copenhagen Stroke Study" Stroke. 1995;26:588-592.
28. Jonathan Streifler Y. "Changes in deep brain tissue signal an increasing risk for stroke" (Alterações no tecido cerebral profundo indicam um risco crescente de acidente vascular cerebral). Neurology 2003; 28:56.
29. Zhang S1, Kang X et al. "Investigação dos factores de risco da leucoaraiose (LA) "Asia Pac J Public Health. 2013 Jul;25(4 Suppl):64S-71S.

30. Moretti K, Torre P, Antonello RM, Manganaro D, Vilotti C, Pizzolato G. Risk factors for vascular dementia: hypotension as a key point. Saúde vascular e gestão de riscos. 2008 Apr;4(2):395.

31. Oishi Mochizuki Y. Fluxo sanguíneo cerebral regional e glutamato do líquido cefalorraquidiano na leucoaraiose. Journal of Neurology. 1998;245(12):777-780.

32. Yamauchi H, Fukuyama H, Nagahama Y, Shiozaki T, Nishizawa S, Konishi J et al. A arteriolosclerose cerebral e a perturbação hemodinâmica podem induzir a leucoaraiose. Neurology. 1999;53(8):1833-1833.

33. Geroldi C1, Ferrucci L, Bandinelli S et al ; "Mild cognitive deterioration with subcortical features: prevalence, clinical characteristics, and association with cardiovascular risk factors in community-dwelling older persons" (The InCHIANTI Study), J Am Geriatr Soc. 2003 Aug;51(8):1064-71

34. Lovblad K, Delavalle J, et al "ADC Mapping of aging frontal lobes in mild cognitive impairment." Neuroradiology, Volume 46, Número 4, abril de 2004. pp 282-286 (5)

35. Pantoni L et al Dementia & Neuropsychologia 2009 junho;3(2):136-178. Departamento de Ciências Neurológicas e Psiquiátricas, Universidade de Florença, Firenze, Itália.

ABREVIATURAS

1.ID – Ischemic demyelination

2. LA- leukoaraiosis

3. CT- computed tomography

4.MRI – Magnetic resonance imaging

5.T2W – T2 weighted

6.WM – white matter

7. DWI – Diffusion weighted imaging

8. ADC – Apparent diffusion coefficient

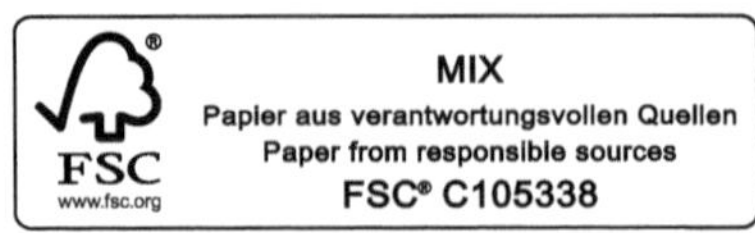

Printed by Books on Demand GmbH, Norderstedt / Germany